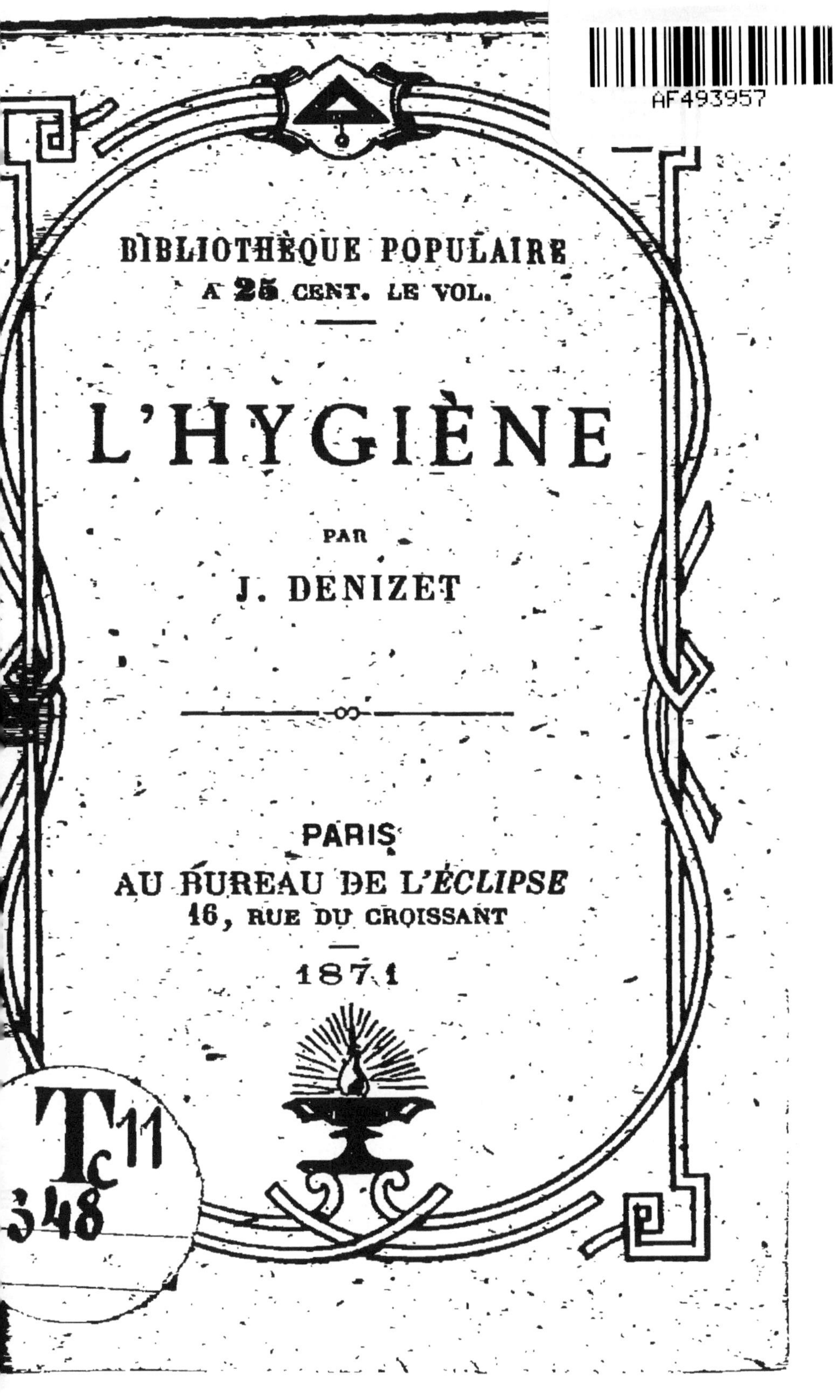

BIBLIOTHÈQUE POPULAIRE
A 25 CENT. LE VOL.

L'HYGIÈNE

PAR

J. DENIZET

PARIS
AU BUREAU DE L'*ÉCLIPSE*
16, RUE DU CROISSANT

1871

BIBLIOTHÈQUE POPULAIRE

L'HYGIÈNE

PAR

J. DENIZET

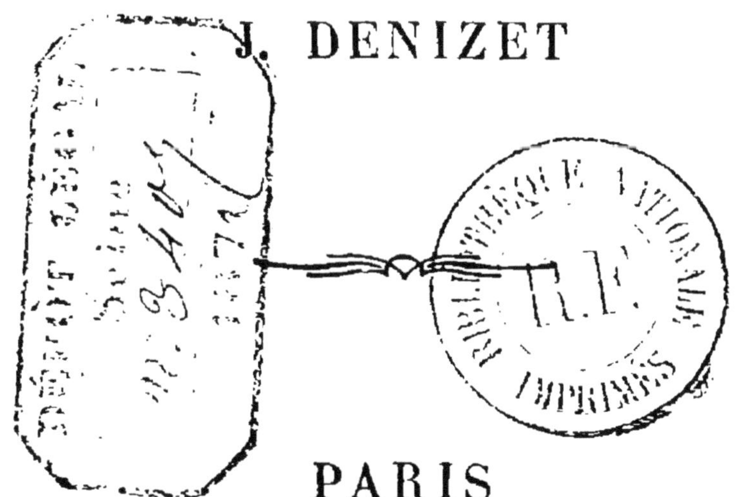

PARIS
AU BUREAU DE L'*ÉCLIPSE*
16, RUE DU CROISSANT, 16

1871

La prospérité d'un pays ne se mesure pas au nombre des naissances. Plus la pauvreté est grande, plus les naissances sont nombreuses; plus aussi la mort fait de victimes et plus la durée moyenne de la vie est courte.

Des populations égales en nombre sont loin d'avoir la même valeur sociale : ce sont les individus dans la force de l'âge qui font la force d'une nation.

Naître pour mourir est un signe de misère; vivre longtemps est la marque de la prospérité.

(Jules BÉCLARD.)

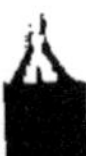

PREMIÈRE PARTIE

I

Décroissance de la vie humaine.

L'étude de l'histoire nous montre quatre périodes bien distinctes dans la décroissance de la vie humaine.

Pendant la période qui précéda ce que nous avons appelé le Déluge, — espèce de conflagration sidéro-terrestre qui dura probablement plusieurs centaines d'années et dans laquelle notre globe se trouva augmenté considérablement en volume, ce qui probablement aussi changea la durée de ses jours et de ses années, — la vie humaine dépassait presque toujours neuf cents ans.

Les commentateurs ont cherché à expliquer cette longévité : les uns ont prétendu que, alors, les années se comptaient doubles : année d'hiver et année d'été ; d'autres ont imaginé que les années étaient quadruples : printemps, été, automne, hiver; d'autres enfin ont avancé que les années se comptaient par les lunaisons, de sorte qu'il fallait treize années de ce temps-là pour équivaloir à une des nôtres.

Ces systèmes, aussi absurdes que ridicules, ne supportent pas la discussion.

Pourquoi ne pas vouloir admettre qu'il fut un temps plus privilégié que celui dans lequel nous vivons? Rien, en effet, ne s'oppose à une telle hypothèse dans l'ordre des faits physiques que nous sommes appelés à contrôler tous les jours.

Si l'on avait sérieusement besoin

de nier la macrobie (longue vie), la vraie science pouvait intervenir et supposer qu'à telle époque le mouvement de translation de la terre autour du soleil s'effectuait avec une rapidité beaucoup plus grande, et que son mouvement de rotation sur elle-même était aussi beaucoup plus précipité. De cette manière il était aisé de faire concorder la somme totale des années des patriarches avec la somme moyenne des existences actuelles.

Mais, comme nous n'avons pas ici de raisons pour contester ce que nous enseigne la Bible, nous croyons fermement qu'avant le déluge la vie humaine atteignait généralement de neuf cents à mille années.

La deuxième période de la longévité humaine arriva aussitôt après la catastrophe diluvienne pendant laquelle la Lune vint se souder à notre système et retarder ainsi les deux mouvements de rotation et de translation de la Terre (aucune tradition ne fait mention de la Lune avant cette époque). En ce temps-là, d'après les Livres sacrés, le Créateur réduisit des deux tiers la vie de l'homme, *à cause de ses méfaits.*

Sans vouloir ici critiquer la conduite du Créateur à l'égard de sa créature, il nous semble qu'il n'aurait pas eu désavantage à modifier, dans un meilleur sens, la nature de l'homme. Il paraît que ce plan n'était pas dans ses vues, de sorte que nous autres, naturalistes, nous nous sommes vus contraints d'émettre ce principe, ce dogme : *La mort est nécessaire pour le perfectionnement de l'espèce.*

La vie des mortels flotta donc entre deux cents et quatre cents ans, puis successivement entre cent et deux cents ans.

Après Moïse commence la troisième

période ; la vie humaine subit une nouvelle et sensible diminution.

« *Le nombre de nos jours est fixé à soixante-dix ans ; les rois seuls atteignent quelquefois quatre-vingts ans.* » (*Psaume* 89, *verset* 10.)

En réalité la moyenne ne dépassait pas soixante ans. Quelques philosophes et écrivains atteignirent cependant et même dépassèrent encore la centaine.

La quatrième période commence à notre ère. La vie humaine continue à décroître de plus en plus.

Les exemples de longévité portent principalement sur des personnages appartenant au clergé : des saints et des évêques. Saint Antoine, entre autres, vécut cent cinq ans et son compagnon cent dix ans.

A la fin du siècle dernier, la moyenne de la vie était de trente ans (en France).

De 1800 à 1815, elle descendit au-dessous de vingt-sept ans.

De 1817 à 1831, elle monta à trente-neuf ans.

De 1840 à 1859, elle atteignit quarante ans.

De 1859 à 1866, elle redescendit à trente-huit ans.

En 1870, la vie moyenne était, en France, de trente-neuf ans et huit mois, mais pour l'Europe entière elle n'était que de trente-trois ans. Nous l'emportons donc de six ans et huit mois sur l'ensemble de tous nos circonvoisins; si cette statistique est vraie, nous ne sommes donc pas, quoi qu'en disent des esprits chagrins, si mal placés que cela dans l'ordre de la prospérité des peuples.

Seulement, nous pouvons nous placer encore infiniment mieux. Exemple :

II

Influence de l'aisance et de la misère sur la longévité.

Si, d'une population, l'on sépare les familles aisées pour considérer isolément la marche de leur mortalité et la comparer à celle de la population entière, on voit que les personnes aisées vivent dix ans de plus que la vie moyenne et vingt-six ans de plus que les pauvres et les misérables.

La vie d'ensemble est de trente-neuf ans.

La vie aisée est de quarante-neuf ans.

La vie de misère est de vingt-cinq ans.

« *La misère est donc destructive de la vie humaine, tandis que l'aisance en est préservatrice.* »

On dit que lorsqu'un problème est bien posé il est plus aisé à résoudre. Nous croyons que nous venons de le poser carrément; à nos gouvernants de lui donner une solution. Malheureusement, jusqu'à ce jour, ce fut le moindre de leurs soucis, de sorte que la classe déshéritée, se voyant toujours abandonnée de ceux qui, mieux partagés sous le rapport de la fortune et de l'instruction, devraient lui venir en aide, s'est mis en tête de se tirer elle-même de l'impasse où on l'avait enfermée et a créé l'*Internationale.*

Pour bien démontrer que la mortalité est en raison inverse de l'aisance, nous citerons des statistiques récemment relevées en Angleterre et en Prusse. Ainsi :

A Berlin, on a pris 1,000 individus *ches* et 1,000 individus *pauvres* nés le ıême mois de la même année, et oici le résultat comparatif des cas de ıorts survenus, il restait :

Après 5 ans	943 riches	655 pauvres
10	938	598
20	866	566
30	796	486
40	695	396
50	557	283
60	398	172
70	235	65
80	57	9

Notez que l'écart de cette effrayante lisproportion serait encore bien plus prononcé si les riches, par des excès le jouissances, n'abrégaient pas souvent eux-mêmes la durée de leur vie.

A Londres, d'après Edwin Chad-

wick, la durée moyenne de la vie
la population riche est de quarant
quatre ans, et celle de la population o
vrière de vingt-deux ans seulemen

Suivant lord Ebrington, les pr
portions sont plus différentes en fave
des riches et au détriment des pa
vres. Ainsi :

Noblesse et Commerce	45 ans	5 moi
Roture et ouvriers	20	2

Ces chiffres si significatifs porte
en eux leur enseignement. Mais voi
un autre tableau de la vie moyen
dans le Royaume-Uni :

	Riches	Commerç.	Ouvrie
A Rutlandshire	52 ans	41 ans	38 a
Derby	49	38	21
Betual-Green	45	26	16
Leeds	44	27	19
Fruro	40	38	28
Manchester	38	20	17
Liverpool	35	22	15
Bolton	34	23	18

Il est bien clairement démontré, n'est-ce pas, que la misère est destructive de la vie humaine ; ajoutons que *la misère morale équilibre presque partout la misère physique*. A cela il faut remédier par l'instruction. Et c'est pour apporter à l'édifice de l'instruction notre modeste pierre que nous écrivons ce petit *Traité d'hygiène*.

Comme nous espérons que les chiffres que nous venons d'écrire sont intelligibles pour tous, comme nous croyons que les meilleures démonstrations sont celles qui procèdent ainsi, nous allons encore donner deux tableaux très-significatifs, mais dans un autre sens que celui que nous venons de traiter.

Sur 100 naissances il reste :

84	vivants à l'âge de	1 an
80	—	2
75	—	4

67	vivants à l'âge de	14 ans.
50	—	42
25	—	69
20	—	72
16	—	75
7	—	80
2	—	85
1	—	89

Au moment de la naissance la vie moyenne en France est de 39 ans 8 mois.

Les probabilités d'existence ultérieure sont celles-ci :

	Années que l'on peut espérer vivre		Age que l'on peut atteindre	
à 4 ans	49 ans	4 mois	53 ans	4 mois
20	40	3	60	3
30	34	1	64	1
40	27	6	67	6
50	20	5	70	5
60	14	3	74	3
70	8	8	78	8
80	4	8	84	8
90	1	9	91	9

A Paris dans le 1er arrondissement où domine l'élément riche, il meurt annuellement 1 personne sur 53, tandis que dans le XIIe arrondissement il en meurt 1 sur 40. Le même fait se reproduit en province : dans les départements riches la mortalité est de 1 sur 46; dans les départements pauvres, elle est de 1 sur 33.

Ainsi il est bien évident que l'état le plus favorable pour l'individu comme pour une population, c'est non pas la possession, la jouissance du luxe et du superflu, mais bien plutôt l'aisance, qui assure la satisfaction des besoins réels et permet de pratiquer les principes de l'hygiène.

Car hors de l'hygiène point de salut.

III

Principes généraux.

Chaque être vivant a une durée de vie absolue qu'il ne peut pas dépasser.

Ce terme est le résultat de la disposition de ses organes et des forces physiques qu'ils sont susceptibles de contenir, car les organes, en s'usant, perdent la faculté de conserver le principe de la vie.

Mais il est possible de prolonger son existence par des soins intelligents. Pour cela il faut étudier sa nature et trouver le régime qui lui convient.

Le régime qui s'indique naturellement pour le plus grand nombre, c'est la tempérance, et la sobriété. Si à l'hygiène physique on joint l'hygiène morale , c'est-à-dire la conscience tranquille, le cœur gai et l'esprit satisfait, on ne saurait rien pratiquer de plus favorable à la longévité.

L'homme peut vivre cinq fois le temps qu'il met à croître. Plus sa formation complète est prompte, plus son existence sera courte.

Celui qui suit habituellement un régime excitant se développe trop vite et arrive plus tôt à la fin de sa carrière.

Celui qui suit un régime approprié à sa nature se développe plus lentement et plus complétement ; il a toutes chances de conserver ses facultés physiques et morales dans un âge très-avancé, et il peut parcourir une carrière plus étendue.

Des natures fortes, robustes ne sont pas toujours un brevet de longévité; on voit souvent au contraire des natures faibles, languissantes arriver à un âge très-avancé.

L'individu naturellement doué d'une somme considérable de force vitale, si sa vie a une intensité exagérée, durera moins que celui qui, ayant moins de force vitale, mène une vie moins active.

Par conséquent les causes débilitantes, les causes qui diminuent l'activité de la vie deviennent quelquefois des moyens de la prolonger, tandis que les fortifiants, les excitants peuvent, dans certaines circonstances, nuire à sa durée.

Il y a aussi ceci que l'homme qui se fie sur sa force, sur sa robustesse, néglige souvent les précautions hygiéniques les plus élémentaires, tandis que l'homme qui a reconnu sa faiblesse de constitution, évite de commettre la moindre imprudence.

Ne pas conclure de ces prémisses que le repos et l'inaction soient utiles au prolongement de l'existence ; il n'y a réellement que l'activité et l'exercice qui puissent rendre la vie durable.

La vie de tout être est divisée en trois périodes :

Période d'accroissement;

Période d'état stationnaire ;

Période de dépérissement.

IV

La vie.

Tout ce qui entre dans notre corps doit prendre un caractère de vie afin de participer à notre nature. Ce qui se trouve ne pas être assimilable est rejeté.

La circulation conduit les sucs nourriciers dans tous nos organes, et chacun d'eux y puise l'aliment qui convient à sa nature. Les principes des os, des nerfs, des muscles, du cerveau, des poumons, du foie se trouvent tous dans le sang. Pour transmettre ces principes dans toute notre économie, les battements du cœur et le mouvement du sang qui en résulte, se répètent 100,000 fois par jour. Le sang opère son circuit complet 25 fois par heure, c'est-à-dire 600 fois par jour, à seule fin de réparer nos pertes.

Les parties fluides de notre organisme sont celles qui se régénèrent le plus vite : quinze jours suffisent pour réparer la perte de sang la plus considérable, dans l'état normal.

On affirme même que tous les éléments de notre corps changent tous les trois mois, et que, ce laps de temps écoulé, nous nous trouvons formés de matériaux entièrement nouveaux.

Les maladies et la mort naturelle tiennent à deux causes :

1° L'épuisement des substances indispensables à la nature humaine;

2° La caducité amenée par l'âge.

On doit donc s'efforcer, par une excellente hygiène, d'empêcher les unes et de retarder l'autre.

V

La science du passé et la science de l'avenir.

Les sages de l'antique Egypte, — non pas de l'Egypte telle que nous la connaissons, petit pays de deux ou troiscents lieues de longueur sur deux ou quatre lieues de largeur, et nourrissant à peine cinq à six millions d'habitants; mais de l'Egypte telle qu'elle était avant la catastrophe planétaire qui fit de l'Afrique un immense désert, alors qu'elle avait une population de quarante à cinquante millions d'habitants, et avant qu'elle songeât à construire les Pyramides, — les sages de l'Egypte, disons-nous, professaient la science de former les corps aussi bien que les esprits. Ils avaient étudié et trouvé le régime qui fait les esprits solides, les corps robustes, les femmes fécondes et les enfants vigoureux.

Cette science perdue et dont la tradition seule nous révèle l'existence, cette science nous la retrouverons, nous l'avons déjà retrouvée en partie. Il ne s'agira bientôt plus que de former des hommes de bonne volonté pour l'appliquer et la prêcher aux autres hommes.

Un des principes de cette science est :

« *Tels sont les aliments, tel est le chyle, tel est le sang, tel est l'instinct, telles sont les tendances de l'homme.* »

Un temps viendra où l'on dira en manière de proverbe : « *Dis-moi ce que tu manges, je te dirai qui tu es.* »

Un autre principe de cette science et que nous n'avons vu indiqué nulle part, mais qui n'en est pas moins fondamental, est peut être difficile à formuler explicitement ailleurs que dans un ouvrage tout spécial; cependant nous allons tâcher de rendre notre pensée par une comparaison :

L'observation a fait connaître aux médecins qu'il fallait se garder de purger leurs malades en temps d'orage, ni pendant un laps de vents impétueux, comme par exemple aux solstices et aux équinoxes, en un mot quand l'atmosphère est violemment agitée.

L'observation a appris au tonnelier à ne jamais mettre de vin en bouteilles dans les circonstances que nous venons d'indiquer au sujet des purgations.

L'observation aussi a indiqué à la cuisinière à ne jamais se livrer à la confection des confitures et de certaines sauces, dans des circonstances analogues.

Etc., etc., etc.

Enfin, nous sommes persuadés qu'on ne rencontre de si vilaines gens, — vilaines au physique et au moral, — que parce que leurs pères ne se sont pas rendu compte des motifs qui sous certaines influences atmosphériques, empêchent les cuisinières et les ménagères de faire leurs confitures, les tonneliérs de mettre le vin en bouteilles, et les médecins de purger leurs clients.

On fait des enfants inconsciemment; mais les organes sont disposés ou prédisposés d'après des influences, des lois qui nous sont encore inconnues.

Il importe donc d'abord de ne *jamais se livrer à l'acte si sérieux de la procréation quand on est sous l'influence de la contrariété, de la colère, de l'ivresse, du découragement ou de tout autre senti-*

ment mauvais, non plus que par les temps de perturbations atmosphériques.

Cès préceptes et les préceptes d'une hygiène raisonnée une fois mis en pratique la science des Egyptiens préhistoriques se trouve en partie restaurée.

DEUXIÈME PARTIE

ALIMENTATION

VI

Régime végétal et régime animal. Parallèle.

Une personne qui a l'esprit élevé, des sentiments délicats, et qui suit un régime grossier, se sentira bientôt tiraillée comme si deux natures se disputaient en elle, jusqu'à ce que son régime se soit élevé au niveau de son caractère, ou que son caractère se soit abaissé au niveau de son régime.

Par régime nous entendons, non pas exclusivement la nourriture, mais aussi toutes les habitudes générales, telles que les fréquentations, les plaisirs, les lectures, etc.

Pour ce qui concerne l'alimentation, voici les observations qui ont été faites :

En général, tous les végétaux qui servent à notre nourriture jouissent de propriétés précieuses : ils fournissent un sang pur, doux, léger, calment les mouvements intérieurs, diminuent l'irritabilité physique et morale. Ils ont de plus une tendance à l'acidité qui corrige et arrête la putréfaction, notre plus cruelle ennemie.

Le régime végétal donne de l'expression à la physionomie et de l'agilité aux membres ; il favorise la spontanéité, la pénétration de l'esprit, la gaîté ; il développe la mémoire, le jugement ; dispose à la douceur, à l'humanité et produit en nous un état inappréciable de quiétude et de tranquillité si nécessaire à une vie longue et heureuse.

Il est bien entendu qu'en parlant

des bons effets des végétaux comme nourriture ordinaire, nous prétendons que, par leur variété et leur abondance, ils doivent constituer la majeure partie du repas.

Les substances animales, au contraire, donnent un sang lourd et porté à la corruption.

La viande est plus échauffante et plus stimulante que les végétaux ; elle excite les mouvements intérieurs, l'irritation physique et morale, fait plus de sang, nourrit davantage, mais aussi exige plus de travail et d'exercice.

Elle rend pesant, porte au repos enlève à l'esprit sa spontanéité et sa gaîté, dispose aux idées noires et, en général, contrarie les facultés intellectuelles et morales.

Les hommes qui vivent spécialement de viande sont violents, cruels, passionnés.

Les enfants que l'on accoutume de bonne heure à manger beaucoup de vande deviennent robustes, mais en même temps brutaux et sujets à beaucoup d'accidents capables d'abréger leurs jours.

« Le peuple de Londres mange beaucoup de viande, cela le rend très-robuste, mais, — dit Montesquieu, — à l'âge de quarante ou cinquante ans il crève. »

« Les personnes qui ont poussé le plus loin leur carrière, — dit Hufé-land, vivaient presque uniquement de végétaux. »

«Comme le régime végétal comporte avec lui plusieurs vertus et qu'il n'en exclut aucune, il sera bon d'y élever les enfants, puisqu'il influe si heureusement sur la beauté du corps et sur la tranquillité de l'âme. » (Bernardin de Saint-Pierre.)

En été surtout les légumes et les fruits conviennent à merveille aux enfants.

Rousseau prêche la même doctrine :

« Une des preuves que le goût de la viande n'est pas naturel à l'homme, c'est l'indifférence que les enfants ont pour ce mets-là et la préférence qu'ils donnent à des nourritures végétales, telles que le laitage, la pâtisserie, les fruits, etc. Il importe surtout de ne pas dénaturer ce goût primitif et de ne pas rendre les enfants carnassiers : si ce n'est pour leur santé, c'est pour leur caractère ; car, de quelque manière qu'on explique l'expérience, il est certain que les grands mangeurs de viande sont en général cruels et féroces plus que les autres hommes. Cette observation est de tous les lieux et de tous les temps. »

Newton ne prenait que du pain rempé dans le vin le jour de ses rands travaux.

Buffon, pendant plus de quarante ns, ne déjeuna que d'un peu de pain, e l'eau et du vin.

La nourriture ordinaire de Platon se composait d'olives et d'oignons, comme était le fonds de la nourriture de Socrate.

Sénèque le philosophe menait une vie très-austère soit à la cour, soit dans ses maisons de campagne. Lotion, son précepteur, qui avait été pythagoricien, lui avait persuadé de s'abstenir de viande. Il en fit l'essai pendant une année, et s'accoutuma tellement à ce genre de vie, qu'il n'en voulut plus changer, ayant remarqué qu'il lui rendait l'esprit plus vif et plus pénétrant.

Horace, quoiqu'il fût épicurien, ne mangeait à son ordinaire que des légumes et des fruits.

Lamartine, dans ses *Nouvelles Confidences*, dit : «..... Je ne vécus donc, jusqu'à douze ans, que de pain, de laitage, de légumes et de fruits. Ma santé n'en fut pas moins forte, mon développement moins rapide, et, peut-être est-ce à ce régime que j'ai dû cette pureté de traits, cette sensibilité exquise d'expression et cette douceur sereine d'humeur et de caractère que je conservai jusqu'à cette époque. »

On comprendra qu'il n'y a rien d'absolu dans les régimes. Celui qui convient à l'un peut ne pas convenir à l'autre. Nous n'avons recommandé que des généralités, laissant à chacun le soin de s'étudier, d'expérimenter, de se rendre compte et de choisir le régime qu'il reconnaît lui offrir le plus d'avantages.

VII

De l'influence du régime sur le physique et sur le moral.

L'homme subit l'influence, non-seulement de la nature des aliments, mais aussi de la manière dont il les prend, et dont il les fait se succéder les uns aux autres.

M. J. Rambosson, qui a fait des lois de la vie une étude toute spéciale, a remarqué :

1° Lorsque l'on fait des repas réguliers et de même nature, au bout d'un certain temps, on perd toute spontanéité : l'esprit n'a plus d'initiative, plus d'élan ; il tombe dans une monotonie analogue à celle de l'estomac.

2° Lorsque, après avoir pris des aliments copieux, substantiels et stimulants, on passe à un régime sévère et d'abstinence, alors les idées naissent avec abondance, l'esprit prend de l'initiative, voit des points nouveaux ; en un mot, on sent toutes ses facultés se développer à un haut degré relativement à leur état ordinaire. On est porté à toutes sortes d'énergies, on a du goût pour les travaux intellectuels et on les exécute avec facilité.

3° Si l'on prolonge trop l'abstinence, les idées cessent de se produire, et l'on se sent incapable d'exprimer le peu que l'on entrevoit.

4° Lorsque après cet état d'abstinence, on vient à reprendre des aliments copieux, substantiels et stimulants, alors les idées se pressent de nouveau, on sent la vie, la force, un bonheur inaccoutumé courir dans ses veines ; mais cet état disparaît bientôt si l'on retourne à l'abstinence.

5° On éprouve des différences physiques et morales plus grandes encore, si l'on passe du régime végétal au régime animal, et réciproquement.

6° Quand l'homme connaîtra l'influence du régime sur le physique et sur le moral, il pourra lui être facile ou tout au moins possible, par cela seul, de chasser la tristesse, le spleen, l'abattement, et de se tenir dans un état continuel de santé, de gaîté et d'activité ; il pourra, en un mot, arriver à jouir du plus grand développement de ses facultés soit intellectuelles, soit corporelles.

« Les médecins, comme les moralistes, dit Bacon, recommandent la frugalité; mais une diète fréquente et des excès passagers raffermissent plus le tempérament qu'un régime uniforme qui appesantit le corps, engourdit les forces et nous rend incapables d'aucun effort. »

Après ces réflexions, ajoute M. J. Rambosson, on est naturellement frappé de voir que, dans tous les temps, toutes les religions dont les chefs ont toujours été doués d'une intelligence d'élite, ont constamment ordonné des jours de pénitence et de jeûne suivis de jours de fête et de réjouissance.

Si c'est réellement une raison d'hygiène qui a inspiré les législateurs religieux, que ne le dit-on franchement?

VIII

De la manière de prendre ses repas.

En général on se trouve mieux de faire le repas principal le soir plutôt que le matin.

Sous l'influence d'une action musculaire énorme, l'homme de peine, le manœuvre peut digérer les aliments les plus grossiers; cependant, beaucoup d'aliments pris au milieu de la journée, surtout s'ils sont nourrissants rendent l'ouvrier plus lourd et moins habile pendant la digestion ; le soir, au contraire, ils réparent les pertes que le corps a faites, et leur assimilation s'achève complétement pendant un bon sommeil. C'est aussi pour le soir que l'homme sédentaire doit réserver le principal repas, surtout s'il consacre sa soirée au repos.

Dans la vie ordinaire et avec l'alimentation journalière habituelle, l'on se trouve pendant toute la durée de la digestion d'un repas sous l'influence bonne ou mauvaise des idées qui ont occupé l'esprit pendant que l'on prenait ce repas.

Ainsi, selon que l'on s'est mis à table avec des idées souriantes ou des réflexions tristes, une impression bonne ou mauvaise persévère presque toujours jusqu'au repas suivant.

Il est donc d'une importance réelle, lorsqu'on va se livrer à l'acte de la réfection, de mettre de côté toutes les pensées qui se lient aux choses trop sérieuses, aux ennuis et aux petites misères de la vie. Il faut consigner les fâcheux, congédier les ennuyeux, et n'admettre près de soi que des personnes gaies ; il faut surtout éviter de se mettre en colère.

Si l'on prend son repas en compagnie, il est essentiel de ne s'occuper que de sujets agréables ; il sera toujours prudent de s'abstenir de causer de politique, de religion ou autres sujets sur lesquels, quoi qu'on dise et qu'on fasse, on n'est jamais d'accord, car l'humeur que l'on remporte de ces discussions influencent défavorablement pendant plusieurs heures ceux qui s'y livrent.

Après le repas, c'est différent, l'influence n'est plus directe.

Une lecture pendant le repas est préférable à une conversation où l'on discute.

Pendant qu'on lit, la mastication et

la déglutition des aliments s'accomplit mécaniquement, tranquillement, méthodiquement. Si, au contraire, l'on s'engage dans des conversations controversées, il arrive souvent que, pour être à temps à une réplique, l'on avale les morceaux à peine mâchés, d'où un excès de fatigue pour l'estomac obligé de suppléer au travail de la mâchoire.

Dans l'alimentation, il y a une hygiène pour chaque saison. Sous nos latitudes nous passons par toutes les températures : hivers très-froids, étés très-chauds, puis temps humides. De là, nécessité de réparation et de stimulation : alimentation tonique, alimentation légère et stimulante, alimentation douce et rafraîchissante.

Cependant on ne peut donner de règles fixes pour le choix des aliments, car ceux qui conviennent à certains tempéraments ne sont nullement bons pour d'autres; ce qui incommode dans un âge peut être salutaire dans un autre.

La constitution d'un individu passe par des changements successifs; le meilleur guide dans le choix des aliments, c'est l'instinct raisonné, éclairé.

L'homme des climats septentrionaux transporté dans des latitudes plus chaudes, risque la vie ou tout au moins la santé s'il veut continuer son régime et ses habitudes. Il doit suivre immédiatement, mais en usant d'une prudente transition, l'exemple du monde avec lequel il vit.

Ainsi, plus on avance vers le tropique, moins la nourriture a besoin d'être solide.

IX

Aliments sympathiques et antipathiques.

Des peuples entiers ont pour certains aliments des sympathies et des antipathies que rien, à première vue, ne semble justifier.

Les Persans adorent l'esturgeon ;

Les Russes proscrivent l'écrevisse et l'alose ;

Les Irlandais ne peuvent souffrir l'anguille ;

Les Anglais ont horreur des grenouilles, tandis que les Français s'en régalent;

Les Sahariens engraissent des chiens avec des figues, et trouvent leur chair supérieure à celle du porc;

Beaucoup de peuples de l'Afrique équatoriale ont une prédilection pour les fourmis ;

D'autres adorent les sauterelles et les chenilles ;

Etc., etc.

« Les aliments qui plaisent au goût, quoique mauvais par eux-mêmes, sont préférables pour la santé à des aliments moins agréables et auxquels on n'est pas habitué, quoique ceux-ci soient meilleurs par eux-mêmes. » (Hippocrate.)

Les aliments les meilleurs et les plus faciles à digérer mais qui répugnent instinctivement, éludent, par la contraction qu'ils font éprouver, l'action de l'estomac.

Les sensations agréables que l'on

éprouve en mangeant de certains aliments prouvent une affinité entre eux et l'état actuel de l'organisme.

Des personnes délicates peuvent digérer très-facilement des aliments durs et compactes qu'elles mangent par envie; elles peuvent se trouver incommodées par des aliments tendres et succulents, pour lesquels elles éprouvent de la répugnance.

La raison en est que les aliments qui flattent le plus le palais et que l'on prend avec le plus de sensualité, sont mêlés plus intimement avec la salive, et dissous plus facilement et plus complétement par les sucs gastriques.

L'odeur de l'*assa fœtida* que nous ne pouvons souffrir, faisait les délices des anciens; elle est encore très-estimée chez les Perses; celle du citron paraissait au contraire fort désagréable à nos ancêtres.

De ce que nous venons de dire il résulte que, dans le traitement des maladies, il importe beaucoup de tenir compte des habitudes et du régime ordinaire des personnes.

« Il y a moins à craindre des choses auxquelles on est habitué depuis longtemps, et qui pourraient passer pour mauvaises en elles-mêmes, que des choses auxquelles on n'est pas habitué, et cependant meilleures. » (Hippocrate.)

X

De l'alimentation de la première enfance.

Les premiers aliments que l'enfant reçoit, la manière dont on se conduit à son égard pendant les premières années de sa vie, sont ce qui décide surtout de son tempérament. C'est donc à la première enfance qu'il faut principalement faire attention, pour rendre solides et forts tous les organes qui doivent présider à la réparation. Malheureusement c'est presque toujours la chose du monde à laquelle les parents font le moins attention.

C'est l'instinct qui guide l'animal dans le choix de ses aliments ; c'est encore l'instinct qui agit comme une intelligence supérieure, soit pour conserver l'animal en santé, soit pour le guérir lorsqu'il est malade. Mais l'homme, dans ces coïncidences, est fort au-dessous de l'animal ; il n'a pour lui que des habitudes, des ressouvenirs de jeunesse : il dit ou fait ce qu'il a entendu dire ou vu faire par ses père et mère, qui eux-mêmes n'étaient que l'écho de leurs ancêtres.

Ainsi, pourquoi forcer l'enfant à prendre des aliments qui lui répugnent ? pourquoi ne pas lui donner de préférence ceux qu'il désire, quand il n'y a pas de difficultés ?

On répond ordinairement à ces questions : « C'est qu'il est bon que l'enfant s'habitue à toute sorte d'aliments. »

Ce raisonnement n'est que spécieux, et c'est en agissant ainsi qu'on égare l'instinct de l'enfant, cet instinct aussi sûr que celui de l'animal, et qu'on accumule ainsi sur son avenir des accidents et des malheurs regrettables à tous les points de vue.

Il est bien constaté que le goût pour les aliments change naturellement avec les années, sous l'influence des circonstances dans lesquelles on se trouve, circonstances qui elles-mêmes réagissent sur les humeurs et les modifient; et qu'on arrive à aimer les aliments qui précédemment répugnaient, et réciproquement.

Combien ne pourrait-on pas citer de malades abandonnés des médecins, qui ont dû leur complète guérison à cet instinct qui les poussait à prendre des aliments condamnés pour eux par les règles de l'art !

« Les centenaires ne sont jamais parvenus à ce grand âge par aucun précepte de médecine, presque tous ont eu quelque genre de vie particulier qui leur a été suggéré par une sorte d'instinct que l'on peut comparer à la faim ou à la soif, et qui est sans doute l'effet de quelque sentiment secret de leur tempérament. » (Madame Necker.)

TROISIÈME PARTIE

HYGIÈNE

XI

Recommandations hygiéniques.

Débutons par un fragment de A. Dumas fils qu'il serait bon que tout le monde apprît par cœur et pratiquât:

« *Marche deux heures tous les jours,*
« *Dors sept heures toutes les nuits.*
« *Couche-toi toujours seul dès que tu as envie de dormir.*
« *Lève-toi dès que tu t'éveilles ;*
« *Travaille dès que tu es levé.*
« *Ne mange qu'à ta faim;*
« *Ne bois qu'à ta soif, et toujours lentement.*
« *Ne parle que lorsqu'il le faut;*

« *Et ne dis que la moitié de ce que tu penses ;*

« *N'écris que ce que tu peux signer ;*

« *Ne fais que ce que tu peux dire.*

« *N'oublie jamais que les autres compteront sur toi, mais que tu ne dois pas compter sur eux.*

« *N'estime l'argent ni plus ni moins qu'il ne vaut ; c'est un bon serviteur et c'est un mauvais maître.*

« *Garde-toi des femmes jusqu'à vingt ans ;*

« *Eloigne-toi d'elles après quarante.*

« *Ne crée pas sans savoir à quoi tu t'engages ;*

« *Et détruis le moins possible.* »

Ces quelques lignes composent tout un code d'hygiène physique et d'hygène morale ; et ainsi que nous l'avons déjà indiqué, ces deux hygiènes qui se complètent l'une par l'autre, sont la source où s'alimentent la santé et la longévité.

En sortant du lit, se vêtir pour éviter un refroidissement brusque, dont la conséquence pourrait être un coryza tout au moins.

En rentrant du froid, ne pas s'exposer aussitôt au feu.

Agir modérément, juste assez pour tenir le corps dans une activité raisonnable.

Éviter les exercices trop violents ; aller jusqu'à la rougeur, jamais jusqu'à la sueur (*ad ruborem, non ad sudorem*).

Se faire transpirer trois fois par an : en automne, en hiver, au printemps. La plupart des maladies proviennent d'obstructions ; la transpiration rouvre les routes aux humeurs, aux éjections aqueuses et gazeuses.

Le manque d'appétit se corrige facilement par une diète de vingt-quatre heures. La diète ramène l'appétit ; l'appétit modérément contenté fait renaître les forces ; les forces contribuent à la santé ; la santé prolonge la vie.

Diète et transpiration, repos et sommeil, voilà la médecine naturelle et universelle.

Dès que les premiers froids se font sentir un peu rigoureusement, on ne doit pas hésiter à prendre un bain chaud, bain de vapeur ou bain russe, si cela est possible. Comme le froid resserre les pores de la peau, il faut prévenir leur obstruction par une plus grande netteté du corps.

Le bain, chaud ou froid, selon les saisons, mais plutôt chaud que froid, doit être de rigueur une fois par mois.

Changer de linge le plus souvent possible.

XII

De la propreté et de la malpropreté.

Il y a quatre ans le journal *l'Univers* fit par la plume de son grand pontife, M. Louis Veuillot, une petite campagne contre la propreté. Pour cela l'écrivain avait été obligé de défigurer un axiome d'ethnologie :

« *L'empire appartient aux peuples malpropres,* » avait-il dit.

Ce n'est pas un paradoxe, c'est un contre-sens.

Cette pseudo-morale pouvait avoir

une apparence de vérité aux époques où la foi religieuse, le fétichisme sévissait sur des populations imbéciles, ignorantes, barbares; mais, aujourd'hui ou dans l'avenir, l'empire appartiendra évidemment aux peuples qui auront le plus approfondi la science.

M. Louis Veuillot s'exprimait ainsi:

« Nous sommes un peuple très-propret. Nous avons le pli de la propreté. Or il n'y a que les peuples négligés sur cet article qui aient empire sur eux-mêmes : ils ont le même empire sur le monde. *L'empire appartient aux peuples malpropres*. Je me contente d'énoncer cette grande vérité pratique. Je pourrais la démontrer historiquement. L'axiome suffit à un esprit d'une trempe supérieure.

« Tous les amants de la propreté sont faibles, et cela doit être. Quoi qu'ils prétendent, le corps humain est fait de saleté. Dieu le tira de la boue;

naturellement, il ne peut trouver de force que dans ses principes constituants.

« Les Moscovites se flattent de prendre l'empire du monde ; la chose aurait lieu que je n'en serais pas étonné. Ce triomphe ne dépend pas de leur civilisation, mais de la force et de la durée de leur goût pour la chandelle. Ceux qui oignent de suif et d'huile rance leur barbe et leurs cheveux, voilà les vainqueurs du monde ! »

Pas une phrase, pas une ligne dans cette citation qui ne soit l'énoncé d'un principe faux que le moindre traité d'hygiène réduit à néant. L'histoire même qu'il invoque dans le cours de son article lui fournirait démentis sur démentis.

Si l'on veut être logique, cette puissance de la malpropreté ainsi érigée en principe ne peut pas ne s'adapter qu'aux peuples, elle doit naturellement s'étendre jusqu'aux particuliers. Alors, les usurpateurs, les dictateurs devraient avoir été ou être les gens les plus remarquables par le négligé de leur tenue; et le vermineux Saint-Labre aurait dû trôner sur tout le catholicisme. M. Louis Veuillot, lui-même, s'il est devenu chef de parti, ne le doit probablement pas à des répulsions innées ou raisonnées des lois les plus élémentaires de l'hygiène.

Si la propreté poussée à l'excès énerve, en revanche la malpropreté abrutit et crétinise.

L'amour de la chandelle que M. Louis Veuillot invoque, ne serait encore pour les Moscovites qu'une question d'hygiène parfaitement raisonnée et non pas parti pris de malpropreté : dans les climats froids le corps humain a besoin, pour entretenir sa chaleur normale, d'aliments qui contiennent le plus possible de carbone. Or, les suifs, les graisses, les huiles sont précisément les corps alimentaires les plus riches en carbone ; et encore, depuis l'invention des alcools, l'usage des corps gras tend à diminuer dans les pays froids.

D'autre part, il est constaté que s'oindre le corps de graisse ou d'huile empêche la déperdition de la chaleur. Un homme frotté de suif peut, sans inconvénient, rester plusieurs heures dans l'eau presque glacée. Ainsi faisaient nos marins pour s'échapper à la nage des pontons anglais.

Le suif est pour les Cosaques ce que l'huile de poissons est pour les Samoyèdes et les Esquimaux, ce qu'est le gin pour les Anglais : un aliment riche en principes calorifiques.

L'histoire nous montre bien que les Phéniciens n'ont été les maîtres du monde qu'au temps où, trafiquants, fripons, hôtes scélérats, pirates rapaces, ils volaient pour les revendre enfants, femmes, denrées ; mais l'histoire ne dit nulle part qu'ils fussent malpropres.

Les Spartiates que, dans les collèges, l'on nous apprend à admirer, ne durent leur force qu'à une législation de bandits ; mais l'histoire constate leur excessive propreté.

Il n'a jamais été dit que les Romains fussent un peuple malpropre : « Postumius, avant de combattre les Eques, ordonne à ses soldats de « bien soi-«gner leurs corps» (*curare corpora*).»

La race arabe, par exemple, suit tout naturellement les mêmes lois que les Spartiates s'étaient imposées.

Chez les Arabes, les maladies ne se perpétuent pas par voie d'hérédité; les privations, le manque de soins font que les enfants rachitiques, scrofuleux ou phthisiques succombent avant l'âge nubile.

En Europe, de tels enfants sont entourés de soins, on prolonge artificiellement leur existence; ils se marient et ils procréent des enfants qui perpétuent, en les amplifiant, leurs maladies incurables.

Voilà la principale cause de la décadence de certains peuples, et non pas la propreté; la population augmente, mais la race perd; et un jour arrive où tel peuple est absorbé par un peuple plus robuste mais non pas plus malpropre.

L'axiome d'ethnologie travesti par M. Louis Veuillot est ainsi conçu:

« Une nation qui devient vertueuse et pacifique est près de s'éteindre; elle vieillit ; la vie exubérante se retire peu à peu. »

XIII

Toilette. — Emploi des cosmétiques

La peau est un appareil chargé d'éliminer certains principes et d'en absorber certains autres. C'est par l'intermédiaire des milliers de petites ouvertures dont elle est criblée et que l'on appelle *pores* que s'opère cette double fonction.

On ne saurait donc trop veiller à ce que la surface de la peau soit toujours nette et lisse, tout obstacle apporté à sa perméabilité pouvant devenir, dans nos climats, l'occasion de troubles dans notre économie.

Le savon est de tous les cosmétiques celui dont l'usage est le plus indispensable. Il dissout les substances provenant, soit de la peau elle-même, soit du dehors, qui la salissent et qui pour la plupart sont insolubles dans l'eau ordinaire.

Il y a deux sortes principales de savon : les savons *à chaud*, et les savons *à froid*. Les premiers offrent seuls les qualités désirables ; quant aux seconds qui sont très-caustiques, rougissent les mains et brûlent la peau, il faut les rejeter absolument.

Il est prudent de ne pas se laisser prendre à une foule de noms empruntés aux plantes les mieux famées, telles que mauve, guimauve, laitue, tridace, etc. ; ces dénominations sont autant de mensonges, absolument comme les savons dits au miel.

Pour vous en convaincre, lisez le *Manuel du Parfumeur*.

« Pour faire du savon au miel, on

prend : savon brun, essence d'aspic, d thym blanc, de fenouil, de lavande de girofle et de romarin ; puis on fai fondre le tout au bain-marie. »

Et voilà un savon au miel qui, pré paré selon les règles, contient de tout excepté du miel.

Il en est à peu près de même d tous les autres savons de toilette.

Ce dont il est important de se défie dans les savons, ce sont surtout des couleurs qu'on leur incorpore. Ains le savon rose est coloré avec du vermillon, qui est un sel de mercure, e le vert avec un sel d'arsenic. De sorte que chaque fois qu'on fait sa toilette avec ces savons ou qu'on les mélange à l'eau d'une baignoire, on s'administre une lotion mercurielle ou arsenicale. L'agent vénéneux se trouve alors précisément dans les conditions les plus favorables pour être absorbé, puisque par le fait des lavages auxquels il contribue, les pores sont plus largement ouverts. Il en pénètre donc une certaine quantité dans l'économie.

Le savon coloré en jaune n'a pas ces inconvénients; le sesquioxyde de chrôme qui entre dans sa composition est inoffensif.

Il y a d'ailleurs une raison péremptoire pour que les savons ne contiennent le suc d'aucune des plantes si pompeusement annoncées par les industriels de la parfumerie, c'est que les alcalis et les essences qui entrent dans la confection des savons les détruisent.

On n'imagine pas la prodigieuse quantité de maladies, souvent très-sérieuses, occasionnées par tous ces cosmétiques à bon marché que l'on vend dans les rues et dans les bazars. La santé publique demande qu'on y veille. La police dont ce service ressort, n'a jamais rien fait pour empê-cher cet empoisonnement perpétuel.

Dans les poudres de toilette appe-lées poudre de riz, fleur de riz, le ri[z] est totalement absent. Ces poudre[s] renferment d'ordinaire de l'amidon du talc, du carbonate de chaux, d[u] sulfate de chaux aromatisés. La pou-dre de riz véritable ne tient pas su[r] la peau; on y ajoute souvent e[t] malheureusement de la céruse ou car-bonate de plomb qui est un poison.

Tous les fards contiennent aussi d[e] la céruse; leurs noms de *blanc d'ar-gent*, *blanc de perles*, etc., sont autan[t] de mensonges.

Un seul blanc pour la peau n'es[t] pas pernicieux, c'est le sous-nitrat[e] de bismuth; mais il a l'inconvénien[t] de coûter vingt-cinq francs la livre tandis que la céruse ne coûte qu'u[n] franc.

Les fards roses et rouges contiennent du sulfure de mercure ou vermillon.

Le premier soin à donner tous les matins à sa chevelure est de se ventiler la tête en y promenant rudement la brosse et de se peigner au démêloir et même au peigne fin.

Il est utile d'user de la pommade, mais très-modérément, et de se nettoyer souvent la tête pour éviter la rancidité de ce corps gras qui, mélangé ou combiné avec la transpiration, arrive à faire tomber les cheveux comme tombe une plante qui a pourri sur pied.

Restez blanc plutôt que de vous teindre les cheveux ou la barbe. Il n'y a pas une seule teinture pour cheveux qui ne contienne un sel minéral toxique au plus haut degré, presque toujours le plomb.

Le docteur Witherwax, médecin de Jowa, vient de mourir d'intoxication saturnine lentement amenée par l'habitude que ce coquet Esculape avait prise de se teindre la barbe et les cheveux. Il se les teignait quotidiennement depuis quatre années, quoique des douleurs par lui-même comparées à la colique de plomb, l'avertissent de s'en abstenir. L'autopsie et l'analyse chimique du docteur ont fait reconnaître la présence du plomb dans son foie et dans l'un de ses reins.

L'usage du peigne de plomb est out aussi pernicieux.

Les résultats de ces drogues sont plus ou moins longs à se produire, mais ils sont fatals : délabrement de la santé, perte de la mémoire, affaiblissement de la vue et de l'ouïe et, finalement, mort de l'intelligence précédant le trépas.

Une anecdote qui date de loin déjà, mais qui reste d'actualité, puisque les procédés de teinture n'ont fait aucun progrès avouable depuis 2,000 ans :

Auguste surprit un jour sa fille se faisant teindre les cheveux :

— Que préfères-tu, être blanche ou chauve?

— Blanche.

— Pourquoi alors employer les moyens qui te rendront bientôt chauve ?...

Dans toutes les maisons religieuses où la règle exige que la tête soit rasée, à la Trappe, par exemple, l'affaiblissement prématuré de la vue est un fait tellement constant qu'il est passé à l'état d'observation vulgaire. D'autres conséquences sont : maux de tête, de gorge, d'oreilles et toujours affaiblissement du cerveau.

Les personnes qui d'habitude portent la barbe pleine, s'il leur arrive de se raser complétement, éprouvent bientôt des douleurs de dents, d'oreilles et de larynx.

Pour les soins de la toilette, le meilleur liquide que l'on puisse employer pour corriger la crudité de l'eau ordinaire, c'est l'eau de Cologne, mais l'eau de Cologne de bonne qualité et non pas celle dans laquelle se trouve dissimulé un sel de plomb dont le rôle est de blanchir l'eau.

A défaut d'eau de Cologne vraie, se servir tout simplement d'alcool.

Mais depuis quelques années déjà, il est un agent nouveau que l'expérience a démontré devoir remplacer avec mille avantages toutes préparations de parfumerie destinées à l'eau de toilette. Nous voulons parler du phénol.

Le phénol est un dérivatif du goudron. Son odeur peut ne pas plaire tout d'abord, mais on s'y habitue rapidement et l'on finit par la préférer à beaucoup d'autres.

Il s'emploie par une ou deux cuillerées que l'on mélange dans l'eau de toilette.

Il est aussi le meilleur de tous les dentifrices connus.

Le phénol est le désinfectant par excellence pour les habitations qui laissent à désirer sous le rapport de la salubrité.

(Voir à la fin du volume.)

QUATRIÈME PARTIE

DES BOISSONS

XIV

De la soif.

La soif factice est spéciale à l'espèce humaine, car de tous les animaux l'homme est le seul qui boive sans soif. Cela provient, sans doute, d'une sorte d'instinct qui nous porte à chercher dans les boissons une force que la nature n'y a pas mise et qui n'y survient que par la fermentation.

La soif factice constitue donc une jouissance artificielle bien plutôt qu'un besoin naturel.

Cette soif est véritablement inextinguible, parce que les boissons que l'on prend pour l'apaiser ont l'effet immanquable de la faire renaître. Cette soif, quand elle est devenue habitude, produit les ivrognes dans tous les pays. Il en résulte presque toujours que l'impotation ne cesse que quand la liqueur manque, ou qu'elle a vaincu le buveur et l'a mis dans l'impossibilité de continuer.

Les ivrognes étant plutôt l'exception que la règle dans l'espèce humaine, et la plupart étant incorrigibles, les conseils suivants ne sauraient s'adresser spécialement à eux :

— Si l'on veut dormir sans rêves, sans cauchemars, il est nécessaire de couper son vin du double d'eau.

C'est ce que Plutarque appelle : « *Calmer les ardeurs de Bacchus par le commerce des Nymphes.* »

— Boire l'eau la plus pure possible, filtrée toujours, distillée s'il se peut, et rafraîchie avec de la glace. L'usage de l'eau glacée ou de la neige fondante a, dit-on, la propriété de tuer les vers du corps humain ou d'empêcher qu'ils se produisent.

— Éviter de boire de l'eau-de-vie ou des liqueurs après le vin.

— Sauf les cas d'exceptions qu'il importe de ne pas faire tourner en habitude, se contenter d'une demi-bouteille de vin par repas.

— Le choisir aussi naturel ou aussi peu sophistiqué que possible.

« Le vin est une seconde vie; il a été créé dès le commencement pour être la joie de l'homme, la joie et la santé de l'âme et du corps. » (*Psaumes.*)

Homère l'appelle le *breuvage des dieux*, et il ajoute que rien ne conserve mieux la santé.

Aristote conseille de n'user du vin qu'avec réserve et ménagement.

Amphion l'Argonaute ordonnait que le vin fût toujours coupé de moitié d'eau.

Platon disait : Pas de vin jusqu'à l'âge de dix-huit ans ; peu de dix-huit à trente ; raisonnablement de trente à quarante ; à volonté à partir de quarante ans.

Plutarque et Pline recommandent de se défier du mélange des vins, qui produit l'ivresse, laquelle n'est qu'une sorte d'indigestion.

S'il arrive que l'on a trop bu, le mieux à faire est de grignoter un morceau de pain sec.

Pour faire passer le hoquet, qu'il provienne d'inanition ou de réplétion, sucer du citron.

L'usage de l'alcool, en tant qu'eau-de-vie, est souvent utile pendant les temps froids et humides, surtout dans les pays brumeux du nord.

On l'emploie aussi à la dose de 60 à 80 grammes pour conjurer les effets de l'empoisonnement par les champignons.

L'abus de l'alcool, sous quelque forme qu'il se présente, et surtout sous forme d'absinthe, est pernicieux au plus haut degré.

Les malades par suite d'alcoolisme n'en réchappent jamais.

L'alcool, pour s'éliminer du corps humain, ne suit pas la route tracée par la nature pour tous les autres liquides. Il ne peut pénétrer dans la vessie ; la constitution de cet organe se refuse à lui livrer passage. Il reste donc dans l'économie, se décompose en partie dans les poumons au moyen de l'oxygène de l'air, qui le brûle et le convertit en acide carbonique ; le reste se répand dans tout l'organisme et s'échappe par les pores de la peau, produisant partout des désordres : diarrhée, insomnie, débilité musculaire, atrophie, enfin délire.

XV

De l'absinthe.

On a longtemps prétendu que l'absinthe n'était nuisible que par l'alcool qu'elle contient. On a écrit, aussi bien pour condamner que pour défendre l'absinthe, une foule de brochures, de mémoires, de notes, de communications aux académies, et la question de sa toxicité ne se résolvait pas plus vite pour cela.

On a même affirmé dans le public (mais c'est une méchanceté toute gratuite) que le procès de l'absinthe ne serait jamais vidé à l'Académie de médecine, parce que, si l'on venait à décréter la suppression de cette liqueur, un bon quart de leur clientèle ferait bientôt défaut aux médecins.

Cependant, il est hors de doute que, si l'on supprimait tout d'un coup et l'absinthe et la vaccination, au bout de quelques années, la moitié au moins des médecins se verrait forcer de changer d'état, plus de la moitié des maladies ayant disparu par la simple suppression de ces deux empoisonnements, l'un végétal, l'autre animal.

L'action, directement nuisible de l'absinthe sur les centres nerveux, vient d'être démontrée expérimentalement par deux jeunes médecins aliénistes, membres de la Société de thérapeutique, MM. Magnan et Bouchereau.

Voici comment on opère :

« On place sous une cloche de verre un cobaye (*vulgo* : cochon d'inde), et à côté de lui une soucoupe remplie d'essence d'absinthe dont les vapeurs se répandent dans cette atmosphère confinée. La pauvre bête, surprise d'abord par l'odeur fragrante qui se dégage, allonge de droite et de gauche son nez rose et mobile; les premiers moments ne paraissent pas lui être désagréables, peut-être même aussi entrevoit-elle le bonheur... mais à coup sûr le plaisir n'est pas de longue durée; elle ne tarde pas à manifester un ennui visible, et tournant dans sa cage de verre, elle cherche en vain un salut dans la fuite. Tout à coup, le voilà sur le flanc; ses quatre petits membres, un instant roides et immobiles, s'agitent ensuite de secousses convulsives, ses ongles pointus glissent sur le verre de la cloche, une bave écumeuse recouvre son museau, puis l'attaque d'*épilepsie* se termine et fait place à l'abattement.

« Un chat, un lapin, placés dans les

mêmes conditions, passent par les mêmes signes de l'attaque épileptique la mieux confirmée.

« Si à côté vous tenez un cobaye enfermé sous une cloche avec une soucoupe remplie d'alcool, les phénomènes sont tout autres : les vapeurs qui se dégagent, et qu'aspire largement l'animal, l'agitent d'abord ; puis il titube, il chancelle, la paresse survient, et il se couche avec l'indifférence la plus complète. »

Ainsi, voilà qui ne peut plus être contesté :

L'alcool *grise* simplement les animaux, l'absinthe les *épileptise*.

Certes, un verre d'absinthe pris par hasard ne produit pas de grands inconvénients, mais le malheur est que, si l'on n'y prend garde, on en contracte tout doucement l'habitude, et l'on finit par ne plus savoir s'en passer. C'est alors que commencent les désastres : l'intelligence y succombe fatalement.

Il y a des cafés sur les boulevards qui débitent par an douze hectolitres d'absinthe !

Si le gouvernement avait quelque souci de la santé du peuple, il frapperait l'absinthe d'un impôt de 5 francs par litre. Alors, de deux choses l'une : ou l'État percevrait une contribution énorme, puisque ces cafés lui payeraient chacun une redevance de 6,000 francs par an, rien que pour l'absinthe, ou le peuple se déshabituerait de cette boisson perfide grâce au prix qu'elle atteindrait forcément, et la santé publique y gagnerait d'autant.

Voici d'ailleurs à quel désolant spectacle nous assistons depuis trois ou quatre lustres : la natalité qui diminue, la faiblesse congéniale plus fréquente chaque jour dans la classe ouvrière, le rachitisme qui encombre les hôpitaux d'enfants, le nombre toujours croissant de cas d'épilepsie congéniale ou acquise, d'idiotie et de tant d'états névropathiques divers, — tristes *résultats de fécondations opérées dans l'ivresse*. Puis la phthisie pulmonaire multipliant ses ravages et l'aliénation mentale augmentant chaque année.

Tant de maux physiques et un si grand désordre moral sont dus à des causes multiples assurément. Mais il est constant que, dans cette double dégradation, une bonne part revient à l'alcool; l'autre part à la vaccination.

XVI

Du café au point de vue de l'hygiène physique et morale. — Parallèle avec le vin.

Parlons un peu du café, au point de vue hygiénique, tant physique que moral.

On a dit : La mort a horreur du café.

Cela ne signifie pas que le café triomphe de la mort définitivement, mais cela veut dire que dans certains cas il l'éloigne pour un certain nombre d'années.

En effet, le café, par un usage raisonné, est le remède le plus efficace à apporter à la décroissance de l'homme. Grâce à lui, les congestions cérébrales, les apoplexies foudroyantes peuvent être évitées, les gouttes soulagées et les ramollissements du cerveau conjurés.

Si Voltaire a gardé ses admirables facultés jusqu'à la fin de sa vie, si Fontenelle vécut un siècle tout entier, c'est que tous deux faisaient usage de café. Aussi se sont-ils conservés exempts d'infirmités jusqu'à un âge où l'humanité presque tout entière devient tributaire de maladies irrémédiables.

Il y avait dans ces derniers temps, en Bohême, des peuplades de misérables affectés de crétinsime qui s'étiolaient et dépérissaient sans qu'on pût les sauver par les moyens médicaux ordinaires. Un homme intelligent conseilla au gouvernement de lever l'impôt qui pesait sur le café; le gouvernement, sans y avoir confiance, tenta néanmoins l'essai; et ces populations rachitiques et malsaines sont devenues depuis les plus belles et les plus robustes.

Entre autres propriétés, le café a aussi celle de détruire ou d'annihiler les miasmes fétides; il est désinfectant.

Un exemple : cinquante fumeurs, parqués dans un estaminet clos, comme moutons en bergerie, fumant pendant des heures les tabacs les plus infects, ne sont cependant pas asphyxiés ni même empoisonnés. C'est grâce au café : l'arome qui s'exhale des demi-tasses brûlantes, neutralise les miasmes humains et les odeurs délétères du tabac.

L'alimentation influençant le physique, et le physique influençant le moral, voici dans une alimentation dont le café ou le vin sont spécialement la base, les phénomènes qui se produisent dans notre cerveau, dans notre intelligence.

INFLUENCE DU CAFÉ

Les sentiments s'éteignent, l'intelligence prend un développement inaccoutumé ; on cesse d'être bienveillant, communicatif; on devient froid, cassant, maussade, égoïste. Le travail est facile, on devient perspicace, on voit loin. Si l'on écrit, le style est correct, mais froid, on ne craint de froisser personne, on est primesautier, plein d'audace, sûr de soi, presque doué de seconde vue.

INFLUENCE DU VIN

L'esprit devient obscur, pesant, la moindre objection l'embarrasse. On saisit difficilement les rapports des choses entre elles. La confiance en soi disparaît, on est timide, bon enfant, facile à émouvoir et à attendrir; l'on craint de froisser le monde sans s'en apercevoir. On devient lourd, somnolent, porté au repos. On remet volontiers au lendemain les choses sérieuses. Si un mauvais sentiment vous influence, on est porté à le manifester grossièrement.

Ainsi par un usage raisonné du vin et du café dans la vie habituelle, on arrive à développer la sensibilité et le sentiment, l'activité et l'esprit.

CINQUIÈME PARTIE

DU TABAC — DU LOGEMENT
DU VETEMENT

XVII

Du tabac.

Jadis on a dit : Le café est un poison. Et depuis deux cents ans nous continuons à nous en abreuver voluptueusement.

Ce qu'on a dit a tort du café, on le dit actuellement du tabac.

Eh ! il en est du tabac comme de toutes choses, même les meilleures ; du moment qu'il y a abus, il y a faute.

Il ne s'agit que de savoir régler et limiter sa consommation d'après son tempérament.

Les lymphatiques sont générale-

ment indemnes de toutes conséquenc
fâcheuses.

Les médecins tabaccophobes l
mettent sur le dos toutes les maladie
toutes les infirmités, ou à peu près;
y a dans cette accusation une énorm
exagération. Tout le monde a pu co
naître des croyants au spiritisme, au
tables tournantes et autres baliverne
qui n'usaient de tabac sous aucun
forme ; ce n'est donc pas le tabac q
a détruit chez eux le sens moral et
sens commun.

Le tabac n'est pas *une mode*, c'est *u*
besoin.

Chose singulière : en même tem
que la consommation du tabac se déve
loppait la moyenne de la vie humain
augmentait. Je ne veux tirer aucun
déduction, je fais un simple rapproche
ment.

Somme toute, le tabac est venu e

son temps, comme le café, comme tout ce qui est nouveau. Le jour où sa raison d'être n'existera plus, le goût du tabac cessera de lui-même.

XVIII

Du logément.

La chambre à coucher ne doit jamai
être exposée au Nord, ni située a
rez-de-chaussée, ni carrelée. La meil
leure exposition est l'Est.

La position du lit doit toujours êtr
dans l'une de ces deux directions : l
tête au Nord ou à l'Est, les pieds a
Sud ou à l'Ouest.

La chambre à dormir doit êtr
choisie aussi vaste que possible. Le
alcôves doivent être proscrites, sur
tout celles qui sont closes par de

portes : Rien n'est plus malsain sous tous les rapports.

C'est, en effet, dans la chambre à dormir que se passe un tiers de l'existence ; il est donc essentiel qu'elle réunisse la capacité, la clarté, l'aération.

Il importe que chaque jour la toilette de la chambre soit faite toutes fenêtres ouvertes, et que le lit soit aéré complétement.

Proscrire impitoyablement matelas de plumes et édredons.

Quant à l'édredon, ne s'en servir que dans les cas urgents, c'est-à-dire de grand froid, à la condition de l'enlever du lit dès qu'on en est sorti, et de ne le reprendre qu'au moment de se coucher.

Le lit conserve toujours une humidité malsaine provenant de la transpiration du corps ; l'édredon dont on a l'habitude de le recouvrir s'oppose à l'évaporation de cette humidité remplie d'animalcules microscopiques, et le lit devient ainsi un nid à fièvres, à gouttes et à rhumatismes.

L'édredon et le lit de plumes sont des meubles mortels, ou tout au moins très-dangereux.

La plupart des rechutes ou des transmissions de maladies n'ont d'autre cause que ce mauvais état de la literie et l'insuffisance d'aération des appartements.

Les combustibles destinés au chauffage et à la cuisson des aliments ne doivent être brûlés que dans des cheminées, poêles et fourneaux qui ont une communication *directe avec l'air extérieur*, même lorsque le combustible ne donne pas de fumée. Le coke, la braise et les diverses sortes de charbon qui se trouvent dans ce dernier cas sont considérés à tort, par beaucoup de personnes, comme pouvant être impunément brûlés à découvert dans une chambre habitée.

C'est là un des préjugés les plus fâcheux ; il donne lieu tous les jours aux accidents les plus graves, quelquefois même il devient cause de mort. Aussi, doit-on proscrire l'usage des *braseros*, des poêles et des calorifères portatifs de tout genre qui n'ont pas de tuyaux d'échappement au dehors. Les gaz qui sont produits pendant la combustion et qui se répandent dans l'appartement sont beaucoup plus nuisibles que la fumée de bois.

On ne saurait trop s'élever aussi contre la pratique dangereuse de fermer complétement la clef d'un poêle ou la trappe intérieure d'une cheminée qui contient encore de la braise allumée. C'est là une des causes d'asphyxie les plus communes. On conserve, il est vrai, la chaleur dans la chambre, mais c'est aux dépens de la santé et quelquefois de la vie.

Proscrire des appartements les tentures, papiers et ameublements de couleur verte, si cette couleur provient d'un sel d'arsenic ; ce dont on peut s'assurer en le faisant certifier sur facture.

XIX

Du vêtement.

Le vêtement de laine, en toute saison, en tout pays, est celui qui doit être préféré par quiconque a souci de sa santé. Blanc ou de couleur pâle pour les pays méridionaux ; noir ou de couleur foncée pour les contrées septentrionales.

Les vêtements de laine qui sont en contact avec la peau doivent être souvent renouvelés.

Quant à ceux qui sont extérieurs, il est bon, pour les quitter, de ne pas attendre que ce soient eux qui vous quittent, car ils se chargent à la longue d'une telle quantité de vapeur graisseuse, produit de la transpiration condensée, qu'ils en deviennent froids, glaciaux et qu'ils semblent toujours humides.

C'est durant les épidémies surtout qu'il est nécessaire de pousser la propreté du corps et des vêtements à l'extrême.

XX

Le nez.

La bouche ne doit servir qu'à parler, boire et manger.

Le nez ne doit servir qu'à respirer.

Voyez les animaux :

Dapuis l'éléphant jusqu'aux oiseaux si vous leur bouchez le nez, ils ne tardent pas à mourir asphyxiés.

Certes, ils pourraient, comme nous, respirer par la bouche, et s'ils ne le font pas, c'est évidemment que ce n'est pas la véritable destination de cet organe.

L'air qui, par l'acte de la respiration buscale, s'introduit dans nos poumons, n'a pas le temps, dans un paroours aussi peu d'étendu et aussi direct, de se ébarrasser des milliasses de corpuscules de provenances végétale, animale ou minérale qui y sont en continuelle suspension. Ces corpuscules, les uns se déposent dans le larynx, les autres arrivent jusqu'aux bronches, et le reste va s'engloutir dans les cellules des poumons, s'y fixe, s'y développe et y détermine la plupart des terribles maladies des voies respiratoires.

Nous pouvons, du même coup, faire entrer en ligne de compte de la respiration vicieuse par la bouche la plupart des maladies buccales et les douleurs, la carie et la perte des dents.

Quand la respiration s'effectue par le nez, l'air entre divisé d'abord par deux portes, et avant qu'il soit précipité dans le larynx, circulant dans ce conduit recourbé et garni de muqueuses, il dépose sur ces parois tous les corpuscules étrangers.

De là les croups, les angines, les tuberculisations et la plupart des fièvres, surtout celles dites des marais.

Que dès leur bas âge les enfants soient instruits des dangers auxquels les expose une respiration anormale et vicieuse, que les parents leur prêchent perpétuellement de ne respirer que par le nez, et bientôt le nombre des maladies de la bouche, du larynx, des branches et des poumons diminuera sensiblement.

Ce ne sera pas l'affaire des médecins, mais ici-bas en fait de santé, chacun pour soi.

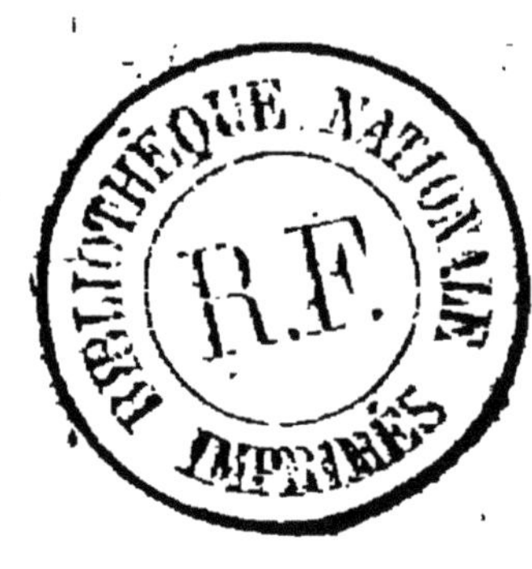
BIBLIOTHÈQUE NATIONALE
R.F.
IMPRIMÉS

TABLE DES MATIÈRES

Imp. de ROUGE et Comp. 43, r. du Four-St-Germ.

Paris. — Typ. Rouge frères et Comp.

www.ingramcontent.com/pod-product-compliance
Ingram Content Group UK Ltd.
Pitfield, Milton Keynes, MK11 3LW, UK
UKHW022113190726
13855UKWH00002B/820

9 782013 043595